AF362770

FRAGMENTS D'HISTOIRE MÉDICALE.

SUR

LES ÉPIDÉMIES

D'AFFECTIONS MENTALES ET NERVEUSES

(d'après le Dr Audiffrend)

Par le docteur SAURIA.

Bien que les maladies nerveuses n'affectent ordinairement que la forme sporadique, elles peuvent néanmoins s'élever à la forme épidémique si l'ensemble des causes déterminantes et prédisposantes acquièrent une généralité suffisante. « Ainsi, pendant les premiers siècles qui suivirent la dissolution du régime catholique, la croyance à la possession diabolique, règne souverainement dans tous les cerveaux. Il suffit en quelque sorte de les surexciter pour faire éclater dans un organisme déjà prédisposé à la maladie, tout un ensemble de phénomènes nerveux ou moraux, et pour provoquer par l'extension de ces phénomènes à d'autres organismes, une véritable épidémie. C'est ce qu'on remarque pendant la plus grande période moderne.

Lorsque la croyance au démon a perdu sa généralité, on voit alors les manifestations de la maladie se transformer ; à la possession diabolique succède le règne de l'esprit, qui se présente avec telle forme chez les protestants et telles autres chez les jansénistes. Plus tard, quand la phase théologique de la décomposition sociale a fait place à la phase métaphysique, aux influences précédentes succèdent à leur tour celles des fluides. C'est l'agent Mesmérien, ce sont les tables tournantes, les médiums, etc., qui occupent successivement la scène. Le monothéisme chrétien, comme d'ailleurs tous les monothéismes, ne fut qu'une réduction du polythéisme, qui le précéda, quand les dieux devinrent des anges ou des démons. Malgré les origines fétichiques de la religion des populations juives, leur monothéisme ne fut pas moins empreint de toutes les provenances des théocraties voisines auxquelles furent empruntées la hiérarchie archangélique et le plus important de tous les personnages après Dieu, le diable.

Le pur déisme fut une conception toute métaphysique qui n'a jamais germé que dans l'esprit de quelques raisonneurs. Dans le monothéisme d'Aristote le plus systématique de tous les monothéistes, la puissance prépondérante se trouve encore assistée de deux ministres généraux : le destin et la fortune, auxquels est confiée la direction des lois connues et des lois inconnues. Pendant toute la durée du moyen âge, le sacerdoce catholique eut à combattre chez des populations où le polythéisme n'avait atteint qu'un développement incomplet avant la conversion chrétienne, des dispositions locales et d'anciennes habitudes qui poussaient sans cesse au culte des vieilles divinités, surtout domestiques. Pour contenir les traditions polythéiques, il sut tirer un précieux parti du culte des saints. Ceux-ci remplacèrent leurs prédécesseurs polythéiques et quelquefois même en conservèrent jusqu'au nom. A proprement parler, pour beaucoup de populations principalement rurales, le catholicisme ne fut au fond qu'un polythéisme où Dieu et les saints se substituèrent aux anciennes divinités, et où le diable et toute sa cohorte infernale remplacèrent les génies malfaisants de l'antiquité. Tel était l'état du monothéisme catholique dans la plupart des cerveaux occidentaux pendant toute la durée du moyen âge.

« Tant que l'action sacerdotale fut assez puissante pour contenir toutes les influences dispersives propres à un pareil état mental, l'harmonie cérébrale persista chez les occidentaux ; mais quand elle s'affaiblit à la suite du relâchement de la discipline, les anciennes influences reprirent progressivement leur empire.

Cependant, ainsi que le fait observer un grand historien, qui est aussi un grand artiste, ce serait à tort qu'on voudrait voir dans la légende du diable telle qu'elle prévalut vers le XIVe siècle, la continuation des traditions antérieures. Ni la vieille magicienne, ni la voyante celtique et germanique ne

sont encore la vraie sorcière. Les innocentes saba-
sies (de Bacchus sabasius), petit sabbat rural, qui
dura dans le moyen âge, ne sont nullement la
messe noire du XIVᵉ siècle, le grand défi solennel
à Jésus. Ces conceptions terribles n'arrivent pas par
la longue filière de la tradition, Elles jaillirent de
l'horreur du temps.

« D'où date la sorcière ? Je le dis sans hésiter :
« des temps du désespoir ». Du désespoir profond
« que fit le monde de l'Eglise. Je dis sans hésiter :
« la sorcière est son crime ». (Michelet : *La Sorcière*,
introduction.

Le philosophe se rencontre ici avec l'historien
et le poète. Le règne du diable fut au XIVᵉ siècle,
la conséquence des malheurs de toutes sortes, qui
frappèrent à cette époque la société. Le Dieu des
prêtres se montrant inexorable, ses ministres dé-
sertant leur office, les populations invoquèrent
l'esprit du mal : la sorcière en fut l'intermédiaire
naturel.

« Au XIVᵉ siècle, les barrières qui contenaient
les divagations subjectives propres à l'état théologique, tombèrent de toute part et la folie fit son
entrée dans le monde avec le diable pour intro-
ducteur. »

« Pour bien comprendre les divagations de toutes
sortes qui s'emparèrent alors de l'esprit humain,
il ne faut pas perdre de vue que, en raison même de
leur subjectivité les conceptions théologiques cons-
tataient déjà une véritable prédisposition à la folie. »

La folie devint en quelque sorte endémique dans tout l'Occident, à partir du XIV° siècle, et n'eut plus besoin que d'une cause quelconque pour ébranler les cerveaux maladifs de l'époque. Aussi vit-on sur les points les plus éloignés éclater des épidémies où l'influence du diable semble agir seule.

Tous ceux qui se croyaient possédés du démon n'étaient pas fous, mais hallucinés. Celui qui croit entendre des voix intérieures, qui est trompé par des sensations purement subjectives ou illusoires, qui est en état d'hallucination en un mot, n'est pas par cela même, toujours libre de conformer ses actes aux exigences des réalités extérieures. Cette impossibilité résulte pour lui des confusions nécessaires qui s'établissent dans son esprit au sujet de l'appréciation des réalités objectives. Le malheureux qui succombe sous le poids de la misère devient bien vite la victime du diable, s'il s'adresse à la sorcière qui lui promet la guérison de tous ses maux. Dans cette voie, de l'illusion à l'hallucination il n'y a pas loin. A cette époque de croyance, une personne qui s'endormait avec la conviction qu'elle allait au sabbat croyait y être allée effectivement. Mais nous connaissons comme tout médecin, sans doute, de pauvres malades dans un état voisin de celui que nous venons de décrire et pour lesquéls le plus puissant remède que nous ayons employé avec plein succès, a été l'affaiblissement des croyances théologiques.

Ceux qui croyaient aller au sabbat avaient l'habitude de se faire des onctions narcotiques qui aidaient aux effets de l'imagination : chacun connaît ceux de l'opium et du hastchich.»

Dans un livre fameux et ayant pour titre : *Discours des sorciers*, Boguet grand juge de la terre de Sainte-Claude, affirme que les sorciers se servent en leurs maléfices d'une graisse qu'ils composent eux-mêmes ou qui leur est donnée par le diable.

Parmi ces pauvres hallucinés quelques-uns se croyaient transformés en bêtes comme Nabuchodonosor, et en imitaient les mœurs, marchaient à quatre pattes, c'était la zoothropie. Ces malheureux se vantaient aussi d'avoir été loups, d'avoir couru comme des lièvres (Calmeil : *de la folie*, tome 1, page 86).

On supposait à ceux qui s'élevaient à ce degré de possession démoniaque des pouvoirs très-étendus. Ces sorcières formaient des orages, les dirigeaient, laissaient tomber la grêle. Aujourd'hui encore, bon nombre de paysans du Bourbonnais croient que les curés ont le pouvoir de mener les nuages, comme d'autres un char et les faire crever là où ils veulent. On ferait un bien curieux livre de toutes les superstitions qui restent encore en France, surtout parmi les populations rurales et que le clergé se garde bien d'extirper.

Après la peste noire qui eut lieu vers le milieu du XIVe siècle, les flagellants se montrèrent en Allemagne.

L'Allemagne entière était alors plongée dans un

sombre accès de dévotion, suscité par les malheurs
du temps et les divisions de l'Eglise. Dans l'état où
les populations de cet infortuné pays étaient délais-
sées par le clergé national, avec leur mépris des
prêtres, ils se passaient des sacrements, ils met-
taient à leur place des pratiques sanglantes, des
courses frénétiques, il partait des populations en-
tières, allant sans but. Ces hallucinés portaient des
croix rouges.

Ces flagellants allèrent d'Allemagne dans les Pays-
Bas, puis en France, en Flandre, en Picardie, à
Reims.

Le pape les condamna, le roi de France ordonna
de leur courir sus. Ils n'en furent pas moins à Noël
(1345), près de huit cent mille, et ce n'était plus
seulement le peuple, mais les gentilshommes, les
seigneurs qui se mêlaient aux flagellants.

En France, au XIV⁰ siècle, la misère est au comble ;
les villes se dépeuplent par les épidémies. Les populations se remettent aux mains du diable. Au XV⁰
siècle en France, en Allemagne, en Angleterre pa-
raissent aussi ces grandes danses des mourants,
danse des morts ou danse macabre.

Le XV⁰ siècle vit naître un livre connu de tous,
un véritable traité de morale pratique : l'*Imitation*.

L'Allemagne semble avoir été le berceau de
l'Imitation.

Ce fut l'époque des grands mystiques, et de ce
grand mouvement si honorable pour le cœur humain, qui partit non-seulement de l'Allemagne,

mais encore de l'Europe méridionale. Sainte Catherine de Sienne gémissait sur les maux de l'Eglise et Sainte Thérèse comparait le mouvement protestant à une peste qui allait dépeupler l'Europe.

Les divers états que nous venons de décrire remplissent tout le XIVe siècle et une partie du XVe. Ils sont surtout remarquables par les troubles qui surviennent dans les centres nerveux qui président à la motilité. Malgré tous ces désordres, l'intelligence est encore saine; ce n'est qu'accidentellement pour ainsi dire, qu'on voit apparaître la folie.

Pendant la plus grande partie du XVe siècle, et pendant les siècles suivants, jusqu'au XVIIIe siècle, d'autres phénomènes viennent compliquer la scène pathologique. Le diable qui ne s'est montré encore qu'avec timidité, va prendre possession de la société tout entière, il ne sera plus question que de lui. Du XVe siècle au XVIIIe la démonopathie est la maladie générale contre laquelle les flammes de l'inquisition et les fureurs des parlements ne prévaudront jamais.

La vieille foi est sans crédit, mais l'esprit théologique est encore vivace; le culte du diable ne fait que se substituer au culte de Dieu, dont la puissance et la bonté sont contestées.

Une des plus remarquables épidémies de démonopathie qui aient été constatées, est celle qui désola au commencement du XVIIe siècle, le pays de Labour, actuellement notre département des Basses-

Pyrénées. Le voisinage de l'Espagne et des bûchers toujours allumés poussa puissamment à l'exaltation de ce pays pauvre, où les populations étaient habituées à une vie aventureuse.

« Nous avons trouvé, dit Delancre, que toutes les nuits presque on va au sabbat dans le Labour, ce que je suppose être un peu extraordinaire ; mais il y en avait une infinité qui assuraient y avoir été la nuit précédente, d'après leur audition à laquelle nous vaquions tous les jours ; et parfois il y en avaient été le jour. » (Calmeil.)

Les enfants eux-mêmes étaient en proie au même mal. Rien ne montre mieux la généralité de l'épidémie que son extension aux petits enfants.

Dans le livre déjà cité du *discours des sorciers*, le juge Boguet affirme qu'il y avait au moins 30,000 de ces monstres dans la Franche-Comté, qu'il en avait pour sa part fait brûler 1,500 en dix ans. Il paraît qu'en ce temps le diable était toujours en campagne. Chacun l'avait vu. La noblesse, le clergé, la magistrature croyaient aux réunions du sabbat. Cette croyance a plus forte raison était celle des populations ignorantes. Les sorciers étaient brûlés comme hérétiques, sur de simples dénonciations. Ces dénonciations allèrent si loin, le mal était si généralisé qu'on vit, même des enfants, dénoncer leur père comme les ayant conduits au sabbat. « Je veux raconter dit Boguet, au 63 du *discours des sorciers*, ce qui advint le jour d'hier 2 mai 1606 à Saint-Lupicin, village distant de deux petites lieues de Saint-Claude, dans la personne de Claude Lambel, lequel était possédé de plus de quinze cents démons. Comme on exorcisait ce garçon, les derniers démons qui restaient, pressés par l'exorcisme, dirent enfin qu'ils sortiraient et que pour signal de leur issue, le possédé jetterait du sang par les doigts et par l'oreille gauche, ce qui arriva ainsi à cinq diverses fois; et comme le sang fut ôté et essuyé on ne s'aperçut d'aucune ouverture aux doigts ni à l'oreille. »

Et plus loin, ce même juge Boguet raconte l'histoire d'une jeune fille d'une rare beauté qui fut séduite par un religieux, le frère Simon qui usa envers elle de sortiléges, car il s'était donné au diable. Voici le dénouement tragique de cette histoire amoureuse.

« Simon fût arrêté, jugé et promené dans toute la ville de Saint-Claude sur un tombereau, pieds nus, la tête rasée, et tenant entre les mains un flambeau ardent. Conduit sur le *tertre* par l'exécuteur des hautes œuvres, on l'attacha à un poteau, où il fut roué tout vif, jusqu'à ce que mort s'en suivît, et que sa chair fût mise en lambeaux ; puis, le corps brûlé, les cendres furent jetées au vent.

« La belle Jolande du Vemois, après d'affreuses tortures morales, fut condamnée à être conduite sur le *tertre*, et là, être attachée à un poteau et puis brûlée. Ce qui fut exécuté le 7 de septembre de l'an 1600. » (Boguet.)

Disons quelques mots encore, pour terminer, des grandes épidémies de démonopathies si fréquentes dans les communautés religieuses du XVe au XVIIe siècle.

La vie du cloître, les longues prières, les méditations, macérations, ne tardent pas, on le comprend, à produire bien souvent sur les cerveaux impressionnables des jeunes filles des états particuliers d'exaltation, en un mot des états pathologiques. On sait, en effet, que la prière sans les œuvres resta toujours insuffisante pour remplir la vie. L'action est un de ses éléments nécessaires; l'homme, en effet, vit d'action et non de contemplation. (a).

Calmeil, dans son traité de la folie, parle d'une

a). [Dans les mémoires laissés au couvent de Sainte-Claire, à Poligny (Jura), en 1670, par la mère Caseau, on lit sur la sœur Anatoile Françoise Thoulier le récit de bien des faits curieux comme celui-ci : « Mais déjà à cette époque la tendre et pieuse clairiste ressentait un amour si grand pour Dieu, que mère Caseau craignait qu'il ne fût trop sensible et trop naturel. » Voici ce qu'écrit aussi la jeune clairiste à son intime amie sœur Dunod. « Vous me fîtes, hier soir, sentir une angoisse très-grande, quand j'allai au chœur ou vous me dîtes que vous me demandiez licence de vos neuvaines. Je m'en plaignis aussitôt à Notre-Seigneur, et je lui demandai s'il était bien possible que sa volonté fût telle; mais je n'en eus point de réponse, sinon : *Il faut que tu accomplisses mes desseins.* Après cela, il me serra contre son cœur, où je perdis la parole et toute mon angoisse. Aussi je ne pensai plus qu'en lui au sortir de là. Je sens toujours le plus grand désir d'être seule et de vivre dans le mépris, dans l'oubli de toutes les créatures. Que je trouve de contentement! et qu'il fait bon être à Dieu seul; je vous en souhaite l'expérience. (Annuaire du Jura 1842, page 148.)

épidémie convulsive compliquée de désordres dans les actes.

Cette maladie est souvent désignée sous le nom de possession des Nonains, elle causa une grande émotion dans le Brandebourg, la Hollande, l'Italie et l'Allemagne.

Puis une maladie nerveuse affligeait les religieuses d'Urett. Les filles du mont de Hesse se figuraient entendre des sons d'instruments de harpe et de citare. Au couvent de Kintrop, les religieuses présentaient des phénomènes convulsifs. Il leur arrivait de se mordre, de se frapper et de se jeter sur les étrangers.

Chez toutes ces malheureuses arrachées à leurs principales fonctions de femme, il se déclarait comme on le voit, un tempérament hystérique, que surexcitaient tous les désordres d'une discipline mal observée ou relâchée.

Les maladies dont nous venons de parler montrent bien leur provenance sociale, et leur explosion sans la moindre cause déterminante tend à prouver que la société tout entière était alors et est encore dans un état constant de prédisposition qui favorise nécessairement la maladie.

Enfin au XVII⁰ siècle, après ce long martyrologe, la voix de l'humanité et de la raison put se faire entendre quelquefois. Un chirurgien intrépide *Ivelin*, un homme d'état clairvoyant purent protester dignement contre le fanatisme religieux et parlementaire.

Que le diable reste une des principales puissances du catholicisme en déclin, son empire ne s'en restreint pas moins, à mesure que la moralité publique croît en raison des lumières, dont le mouvement philosophique éclaire le monde.

Notre grand Colbert défend aux parlements les poursuites contre la sorcellerie. L'état pathologique changea désormais d'aspect, et se dépouilla de tout caractère théologique pour prendre la forme plutôt scientifique. Ainsi, c'est Mesmer qui arrive à Paris en 1778 avec son baquet magnétique, et qui s'annonce comme devant guérir tous les maux. C'est M. de Puységur qui réunit sous son arbre magnétisé les malades qui croient trouver un soulagement à leurs maux.

Nous ne parlerons pas des tables tournantes, chacun les connaît et cela montre combien on s'est émancipé des anciennes croyances, mais cela prouve aussi qu'on croit toujours.

Nous ne parlerons pas non plus de ces sources prétendues miraculeuses de Lourdes, de la Salette, de Lourdes-de-Fontenay, etc.

De ces réunions plus ou moins nombreuses où la politique et la spéculation ont infiniment plus de part que les croyances superstitieuses. Au reste le nombre de ces sources dites miraculeuses, déjà si multipliées, s'augmente chaque jour et par cette généralité même ne tend qu'à les complétement discréditer toutes. L'état mental actuel est caractérisé par un accès de subjectivité qu'entretiennent des illusions de toutes sortes. Il faut en chercher la cause dans l'absence d'un sentiment assez général et assez prépondérant, pour contenir toutes les dissidences individuelles si nombreuses dans une société, où l'intérêt est la seule autorité que l'on reconnaisse désormais. Le manque à peu près total de la véritable discipline morale laisse aujourd'hui prévaloir, en des natures souvent bien douces, un orgueil effréné presque toujours allié à une dissolvante vanité.

L'insuffisance des procédés thérapeutiques ne peut être contestée, si surtout il s'agit des maladies cérébrales et nerveuses. L'hygiène est d'un puissant secours sans doute pour le médecin, mais l'autorité du médecin est bien impuissante, lorsqu'elle est réduite, comme de nos jours, à invoquer l'intérêt personnel. Que le médecin reconnaisse enfin l'insuffisance de ses moyens, et qu'il se décide à recourir à d'autres.

« Si le médecin, dit encore le docteur Audiffrend, ose embrasser l'ensemble des circonstances qui préparent la maladie et qui en font de nos jours presque une chose inévitable, il verra que son office ne consiste pas à se constituer en dispensateur de remèdes et qu'il doit viser plus haut. Quelque modeste que paraisse sa mission, elle peut être agrandie, c'est à lui à continuer l'œuvre des sacerdoces qui l'ont précédé dans la direction humaine.

Celui qui est animé d'un véritable amour de l'humanité et qui possède la science que réclame l'exercice de la plus noble fonction, ne peut, en effet, tarder à reconnaître que c'est plus haut qu'il doit remonter pour arriver à la source de nos maux. »

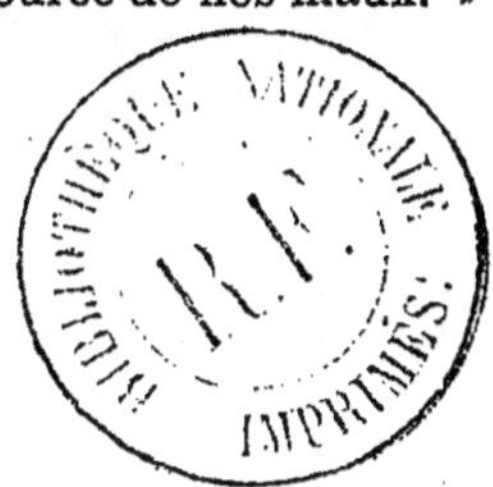

PARIS. — IMP. VICTOR GOUPY, RUE DE RENNES, 71.